BEI GRIN MACHT SICH IHR WISSEN BEZAHLT

- Wir veröffentlichen Ihre Hausarbeit,
  Bachelor- und Masterarbeit

- Ihr eigenes eBook und Buch -
  weltweit in allen wichtigen Shops

- Verdienen Sie an jedem Verkauf

Jetzt bei www.GRIN.com hochladen und kostenlos publizieren

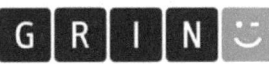

Patrick Press

Kontaktlinsenanpassung bei Trockenem Auge

GRIN Verlag

Bibliografische Information der Deutschen Nationalbibliothek:

Die Deutsche Bibliothek verzeichnet diese Publikation in der Deutschen National-
bibliografie; detaillierte bibliografische Daten sind im Internet über http://dnb.d-
nb.de/ abrufbar.

Impressum:

Copyright © 2009 GRIN Verlag GmbH
Druck und Bindung: Books on Demand GmbH, Norderstedt Germany
ISBN: 978-3-640-43014-7

Dieses Buch bei GRIN:

http://www.grin.com/de/e-book/135066/kontaktlinsenanpassung-bei-trockenem-
auge

Fachhochschule Braunschweig/Wolfenbüttel

Fachbereich Gesundheitswesen

Standort Wolfsburg

Kontaktlinsenanpassung bei Trockenem Auge

Hausarbeit

Patrick Preß

Königslutter, 14.05.09

Inhaltsverzeichnis

Abbildungs- und Tabellenverzeichnis

Abkürzungsverzeichnis

etc.	et cetera
HEMA	2-Hydroxyethylmethacrylat
LIPCOF	Lidkantenparalle Conjunctivalfalten
o. S.	ohne Seite
o. V.	ohne Verfasser
PC	Personal Computer
u. a.	unter anderem
z. B.	zum Beispiel

1 Einleitung

1.1 Problemstellung

Um Kontaktlinsen beschwerdefrei tragen zu können, müssen das Auge gesund und der Tränenfilm intakt sein. Jedes Jahr beenden jedoch fünf bis zehn Prozent aller Kontaktlinsenträger das Tragen von Kontaktlinsen.[1] Begley et al. stellten anhand der Auswertung von Symptom-Fragebögen fest, dass ca. 50% der Kontaktlinsenträger unter Symptomen eines Trockenen Auges leiden.[2] Eine weitere Versorgung dieser Risikogruppe mit Kontaktlinsen, die auf das weitere Tragen der Kontaktlinsen unter Umständen ganz verzichten könnte, war in der Vergangenheit schwierig. An eine Versorgung von Kunden, die bereits unter einem Trockenen Auge leiden, war bisher erst recht nicht zu denken.[3] Heutzutage kann der Augenarzt bzw. Kontaktlinsenanpasser jedoch „mit einer individuellen Strategie, speziell auf das Auge und die Art der Störung abgestimmt," diesen Kunden helfen.[4]

1.2 Zielsetzung und Aufbau der Arbeit

Ziel dieser Arbeit ist es, zu zeigen, inwiefern eine Kontaktlinsenversorgung bei Trockenem Auge möglich ist, wie sie durchgeführt wird und welche Kontaktlinsenmaterialien geeignet sind. Außerdem wird zum besseren Verständnis das Krankheitsbild des Trockenen Auges mit seinen vielfältigen Ursachen und Symptomen beschrieben, Diagnoseverfahren genannt und Therapieansätze aufgezeigt.

---

[1] Vgl. Mathers, W., Why the eye becomes dry: a cornea and lacrimal gland feedback model, 2000, Vol. 26, No3, S. 118, zitiert nach Belyus, H., Strategien gegen Trockenheitsgefühl beim Tragen von Kontaktlinsen, Stand: 17.04.09 (Internet).
[2] Vgl. Begley, C. et al., Responses of contact lens wearers to a dry eye survey, 2000, Vol. 77, No1, S. 40, zitiert nach Lemp, M. et al., Bericht des International Dry Eye Workshops, 2007, S. 87.
[3] Vgl. Böhme, Gerald, Trockenes Auge – nicht länger ein Tabu für Kontaktlinsen vom Augenarzt, Stand: 20.04.2009 (Internet).
[4] Kaercher, Thomas, Trockenes Auge – nicht länger ein Tabu für Kontaktlinsen vom Augenarzt, Stand: 20.04.2009 (Internet).

Die Arbeit hat folgenden Aufbau.

In Kapitel 2 der Arbeit wird das Krankheitsbild des Trockenen Auges definiert, die Symptome beschrieben und auf die Epidemiologie eingegangen. Anschließend wird eine ätiophatogene Klassifikation und eine Unterscheidung zwischen dem kontaktlinseninduzierten Trockenen Auge und einem Trockenen Auge vorgenommen, bei dem die Trockenheitssymptome auch ohne das Tragen von Kontaktlinsen vorliegen. Dann werden die Mechanismen beschrieben, die zum Trockenen Auge durch das Kontaktlinsentragen führen, die Beeinflussung des Tränenfilms durch das Kontaktlinsentragen erläutert sowie Einflussfaktoren auf das Trockene Auge genannt.

Im dritten Kapitel werden verschiedene Diagnoseverfahren zur Feststellung eines Trockenen Auges erläutert.

Kapitel 4 befasst sich mit Therapiemöglichkeiten.

Kapitel 5 zeigt Möglichkeiten auf, wie eine Kontaktlinsenversorgung trotz Vorliegen eines Trockenen Auges gelingen kann. Es wird beschrieben, was es bei der Anpassung von formstabilen und weichen Kontaktlinsen zu beachten gibt. Außerdem werden geeignete Kontaktlinsenmaterialien genannt. Anschließend werden weitere Maßnahmen erläutert, die helfen können, Kontaktlinsen trotz eines marginal Trockenen Auges zu tragen. Abschließend zeigt ein Flussdiagramm noch einmal die einzelnen Schritte, die bei der Anpassung von Kontaktlinsen bei Trockenem Auge zu durchlaufen sind.

Im Kapitel 6, dem Resümee, werden die Ergebnisse zusammengefasst.

2 Das Trockene Auge

2.1 Definition

Auf dem 2007 stattgefundenen internationalen Dry Eye Workshops wurde die bisher gültige Definition verbessert. Sie berücksichtigt neue Erkenntnisse über die Funktion der Tränen-Hyperosmolarität, Entzündung der Augenoberfläche bei Trockenem Auge und Effekte des Trockenen Auges auf das Sehvermögen.[5] Diese Definition lautet: „Das Trockene Auge ist eine multifaktorielle Erkrankung der Tränen und Augenoberfläche, die zu Beschwerdesymptomen, Sehstörungen und Träneninstabilität mit möglicher Beschädigung der Augenoberfläche führt. Sie wird von erhöhter Osmolarität des Tränenfilms und Entzündung der Augenoberfläche begleitet."[6] Wurde früher manchmal der Begriff „Keratoconjunctivitis sicca" (KCS) für das altersbedingte Trockene Auge verwendet, so wird dieses Synonym jetzt verwendet, um jede Form des Trockenen Auges zu beschreiben.[7]

2.2 Symptome

Die Symptome des Trockenen Auges sind:

subjektiv	objektiv
-Brennen, Jucken, Kratzen der Kontaktlinse	-mehr oder weniger stark gerötete Bindehaut
-Fremdkörpergefühl	-Visusminderung
-müde Augen	-mehr oder wenig stark ausgeprägte diffuse Stippung
-schlechte Sehleistung	-anfärbbarer Abdruck nach Absetzen der Kontaktlinse
-erhöhte Lidschlagfrequenz und Zwang zu Blinzeln	-schlechte Benetzung der Kontaktlinse
-herabgesetzte komfortable Tragezeit	-LIPCOF
-Probleme beim Absetzen der Kontaktlinse (Kleben)	
-Halosehen	

Tabelle 1: Symptome des Trockenen Auges[8]

---

[5] Vgl. Lemp, M. et al., Bericht des International Dry Eye Workshops, 2007, S. 76.
[6] Ebd., S. 76
[7] Vgl. Ebd., S. 81
[8] Baron, H., Ebel, J., Kontaktlinsen, Band 2, 2008, S. 389.

2.3 Epidemiologie

In Deutschland sind schätzungsweise zehn Millionen Menschen von dieser Krankheit betroffen.[9] 60% leiden unter einer Beeinträchtigung im Alltagsleben und in der Freizeit und 38% der Betroffenen geben eine Minderung ihrer Arbeitseffizienz an.[10] Die Krankheit tritt meistens zwischen dem 40. und 50. Lebensjahr auf.[11] Frauen, vor allem in der Menopause durch veränderten Hormonstatus, sind weitaus häufiger (86%) betroffen als Männer.[12] Außerdem gibt es Hinweise, dass das Trockene Auge in Regionen mit hoher Umweltbelastung häufiger vorkommt.[13]

2.4 Ätiopathogene Klassifikation des Trockenen Auges

Auch wenn klinisch häufig Mischbilder vorliegen[14], können zwei Formen des Trockenen Auges unterschieden werden:[15]

1.) Sekretorischer Tränenmangel, das sogenannte *hypovolämische* Trockene Auge (Mangel an wässrig-muzinöser Sekretion), (ADDE/aqueous tear-deficient dry eye)
Das ADDE kann Folge des normalen Alterns sein[16] oder durch Krankheit wie zum Beispiel Sjögren[17] verursacht sein.

2.) Verstärkte Verdunstung und Störung des Tränenfilmaufbaus, das sogenannte *hyperevaporative* Trockene Auge (mangelhafte Fettphase, Oberflächenproblem), (EDE/evaporative dry eye)
Das EDE kann zum Beispiel durch eine Störung der Meibom-Lipid-Produktion[18] oder eine Lidentzündung[19] (Blepharitis) verursacht werden.

---

[9] Vgl. Sachsenweger, M., Rote und trockene Augen, 1999, S. 53.
[10] Vgl. Brewitt, H., Kaercher, T., Rüfer, F., Trockenes Auge und Blepharitis, 2008, S. 225.
[11] Vgl. Lang, G., Augenheilkunde, 2004, S. 59.
[12] Vgl. Ebd., S. 59
[13] Vgl. Ebd., S. 59
[14] Vgl. Brewitt, H., Kaercher, T., Rüfer, F., Trockenes Auge und Blepharitis, 2008, S. 225.
[15] Vgl. Lemp, M. et al., Bericht des International Dry Eye Workshops, 2007, S. 77.
[16] Vgl. Craig, J., Age and gender effects on the normal tear film, o. J., o. S., zitiert nach Esmaeelpour, M., Mythos Trockenes Auge, 2007, S. 5.
[17] Vgl. Bjerrum, K., Prause, J., Primary Sjogren`s syndrome: a subjective description of the disease, Clinical Experimental Rheumatology, Vol. 8, S. 283-288, zitiert nach Esmaeelpour, M., Mythos Trockenes Auge, 2007, S. 5.
[18] Vgl. Matsumoto, Y. et al., Increased tear evaporation in a patient with ectrodactyly-ectodermal dysplasia-clefting syndrome, in Japanese Journal of ophthalmology, 2004, Vol. 48, S. 372-375, zitiert nach Esmaeelpour, M., Mythos Trockenes Auge, 2007, S. 5.

Laut Brewitt führt in beiden Fällen „die Dysfunktion der Tränenflüssigkeit zu einer immuno-
logisch gesteuerten Entzündungsreaktion auf der Augenoberfläche."[20] Die Abbildung 1 zeigt
eine schwere Form des Trockenen Auges.

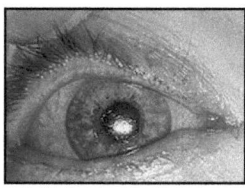

Abbildung 1: Schwere Form des Trockenen Auges[21]

2.5 Dry Eye/CLIDE

Außerdem kann bei dem Trockenen Auge folgende Unterscheidung vorgenommen werden.[22]

1.) Dry Eye/Trockenes Auge: Subjektive und objektive okuläre Symptomatik von Trockenheit liegt auch ohne das Tragen von Kontaktlinsen vor.

2.) CLIDE/Kontaktlinseninduziertes Trockenes Auge: Subjektive und objektive okuläre Symptomatik von Trockenheit liegt durch das Tragen von Kontaktlinsen vor, ohne dass der Patient
ansonsten Trockenheitssymptome aufweisen würde.

Trockene Augen treten bei Kontaktlinsenträgern häufiger auf als im vergleichbaren Bevölke-
rungsanteil der Nichtkontaktlinsenträger.[23] Die Wahrscheinlichkeit, dass Kontaktlinsenträger
Symptome eines Trockenen Auges aufweisen, ist zwölfmal höher als bei Emmetropen und
fünfmal höher als bei Brillenträgern.[24] Über 50% der Kontaktlinsenträger geben an, unter

---

[19] Vgl. Gilbard, J., Drye eye, blepharitis and chronic eye irritation: divide and conquer, Journal of ophthalmic
nursing & technology, Vol. 18, S. 109, zitiert nach Esmaeelpour, M., Mythos Trockenes Auge, 2007, S. 5.
[20] Wolf, E., Sicca-Syndrom: Das Auge sieht rot, Stand: 22.4.09 (Internet).
[21] o.V., Trockene Augen, Stand: 25.04.2009 (Internet).
[22] Vgl. Baertschi, M., Wirksame Kontaktlinsenmaterialien bei trockenen Augen, 2006, o. S.
[23] Vgl. Belyus, H., Strategien gegen Trockenheitsgefühl beim Tragen von Kontaktlinsen, Stand: 17.04.09 (Internet).
[24] Vgl. Nichols, J. et al., Self-reported dry eye disease across refractive modalities, Invest Ophthalmol Vis Sci,
2005, Vol. 46, S. 1911, zitiert nach Lemp, M. et al., Bericht des International Dry Eye Workshops, 2007, S. 87.

Symptomen des Trockenen Auges zu leiden.[25] 75% der Weichlinsenträger zeigen typische Symptome des Trockenen Auges.[26]

2.6 Pathogenese des Trockenen Auges durch das Kontaktlinsentragen

Der Grund für die Trockenheitsgefühle liegt unter anderem in Veränderungen im Tränenfilm beim Kontaktlinsentragen. Guillon et al. stellten fest, dass die Verdunstungsrate des Tränenfilms bei Kontaktlinsenträgern schon unter Bedingungen mit normaler Luftfeuchtigkeit (40% rel. Luftfeuchtigkeit) größer ist im Vergleich zur Gruppe der Nichtträger bei trockener Umgebung (30% rel. Luftfeuchtigkeit).[27] Dabei kann das Kontaktlinsentragen zu einer negativen Feedbackschleife von der Hornhaut zur Tränendrüse führen und die Symptome des Trockenen Auges hervorrufen.[28] Es wird vermutet, dass Ablagerungen, Keime und abgestoßene Epithelzellen wegen des geringen Austauschs des Tränenfilms unter der Kontaktlinse nicht mehr ausreichend entfernt werden. Die Folge davon ist ein Anstieg der entzündlichen Zytokine im Tränenfilm.[29] Die Osmolarität gibt die Anzahl der osmotisch aktiven Teilchen pro Liter Lösung an und ist damit ein Maß für den osmotischen Druck. Weil die Anzahl der gelösten Teilchen im Tränenfilm sich erhöht, steigt die Osmolarität des Tränenfilms, so dass sie den normalen Grenzwert von 311 mOsm/l übersteigt.[30] Der osmotische Druck ist für den Flüssigkeitstransport und Flüssigkeitshaushalt in den Zellen wichtig. Durch die erhöhte Konzentration des Tränenfilms und den veränderten osmotischen Druck entstehen Zellschäden. Die Verdunstungsrate steigt wie zuvor beschrieben. Diese Vorgänge führen zu einer negativen Beeinflussung des sensiblen, cornealen Nervus nasociliaris und der Hornhautsensibilität.[31] Neben der Schmerzempfindung hat die Hornhautsensibilität die Aufgabe, trockene Stellen der Augenoberfläche zu erkennen.[32] Aufgrund der geringeren Hornhautsensibilität er-

---

[25] Vgl. Doughty, M. et al., A patient questionnaire approach to estimating the prevalence of dry eye symptoms in patients presenting to optometric practices across Canada, 1997, Vol. 74, S. 624–631, zitiert nach Künzel, P., Die Behandlung des kontaktlinsenbedingten Trockenen Auges, 2008, S. 1.

[26] Vgl. Brennan, N., Efron, N., Symptomatology of HEMA contact lens wear, 1989, Vol. 66, S. 834–838, zitiert nach Künzel, P., Die Behandlung des kontaktlinsenbedingten Trockenen Auges, 2008, S. 1.

[27] Vgl. Guillon, M., Maissa, C., Contact lens wear affects tear film evaporation, Eye Contact Lens, 2008, Vol. 34, No6, S. 326-30, zitiert nach Belyus, H., Strategien gegen Trockenheitsgefühl beim Tragen von Kontaktlinsen, Stand: 17.04.09 (Internet).

[28] Vgl. Mathers, Why the eye becomes dry: a cornea and lacrimal gland feedback model, CLAO J. 2000, Vol. 26, No3, S. 118, zitiert nach Belyus, H., Strategien gegen Trockenheitsgefühl beim Tragen von Kontaktlinsen, Stand: 22.04.09 (Internet).

[29] Vgl. Belyus, H., Strategien gegen Trockenheitsgefühl beim Tragen von Kontaktlinsen, Stand 17.04.09 (Internet).

[30] Vgl. Gilbard, J., Trockenes Auge – Anamnese, Diagnose und Behandlung, 2004, S. 4.

[31] Vgl. Belyus, H., Strategien gegen Trockenheitsgefühl beim Tragen von Kontaktlinsen, Stand: 17.04.09 (Internet).

[32] Vgl. Baron, H., Ebel, J., Kontaktlinsen, Band 1, 2008, S. 181.

folgt die Rückmeldung zur Tränendrüse schlechter, so dass weniger Tränenflüssigkeit ausgeschüttet wird. Außerdem verringert sich dadurch die Lidschlagfrequenz, infolge dessen eine anhaltende Verteilung der Tränenflüssigkeit über dem Auge nicht mehr sichergestellt ist.[33] Die Abbildung 2 soll die beschriebenen Zusammenhänge noch einmal verdeutlichen.

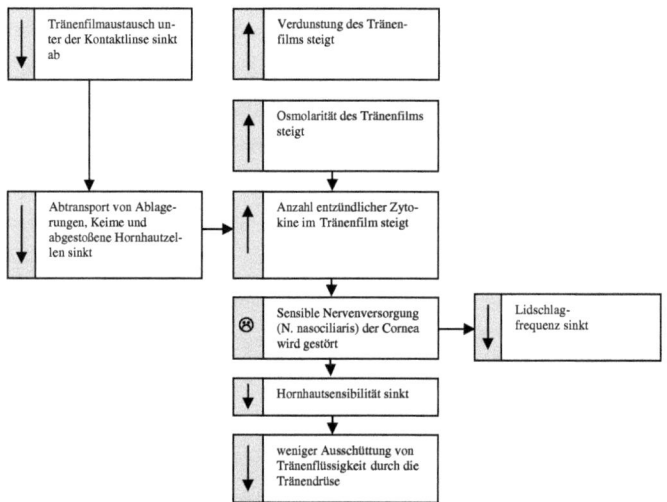

Abbildung 2: Pathogenese des Trockenheitsgefühles beim Kontaktlinsenträger[34]

2.6.1 Beeinflussung des Tränenfilms durch das Kontaktlinsentragen

Der Tränenfilm hat mehrere Aufgaben. Er sorgt dafür, dass die Augenoberfläche optisch homogen ist und schützend gegenüber Keimen wirkt.[35] Außerdem versorgt er die Hornhaut mit Sauerstoff und Nährstoffen und befeuchtet die Augenoberfläche. Wird eine Kontaktlinse auf das Auge aufgesetzt, befindet sich „ein Teil des Tränenfilms zwischen Linse und Hornhaut (post-lens) und der andere Teil vor der Kontaktlinse (pre-lens)."[36] Damit es nicht zu Qualitätsverlusten in der optischen Wahrnehmung durch Lichtstreuung kommt, sollte der „pre-lens"-Tränenfilm eine gleichmäßig dicke Schicht bilden.[37] Zusätzlich hat der Tränenfilm die Funktion, einen Feuchtigkeitsfilm über der Kontaktlinse zu bilden, um die Hydration der

---

[33] Vgl. Baron, H., Ebel, J., Kontaktlinsen, Band 1, 2008, S. 181.
[34] Belyus, H., Strategien gegen Trockenheitsgefühl beim Tragen von Kontaktlinsen, Stand 17.04.09 (Internet).
[35] Vgl. Baron, H., Ebel, J., Kontaktlinsen, Band 1, 2008, S. 146 ff.
[36] Künzel, P., Die Behandlung des kontaktlinsenbedingten Trockenen Auges, 2008, S. 1.
[37] Vgl. Tutt, R. et al., Optical and visual impact of tear break-up in human eyes, Invest Ophthalmol Vis Sci, 2000, Vol. 41, S. 4117–4123, zitiert nach Künzel, P., Die Behandlung des kontaktlinsenbedingten Trockenen Auges, 2008, S. 1.

Kontaktlinse aufrechtzuerhalten.[38] Gleichzeitig sollte er einen Gleitfilm für die palpebrale Konjunktiva bilden, damit keine Beschwerden beim Kontaktlinsentragen auftreten.[39] Eine intakte Lipidschicht reduziert die Verdunstung der Tränenflüssigkeit und gewährleistet die Stabilität des Tränenfilms.[40] Wird die Lipidschicht durch das Aufsetzen der Kontaktlinse gestört, erhöht sich die Verdunstung des „pre-lens"-Tränenfilms.[41] Dieses hat wiederum eine Austrocknung der hydrophilen Kontaktlinse zur Folge. Weiche Kontaktlinsen versuchen jedoch ihren Wassergehalt zu erhalten, indem sie die sie umgebene Tränenflüssigkeit aufsaugen. Dieses führt dann auch zu einer Verringerung der „post-lens"-Tränenflüssigkeit.[42] Der „post-lens"-Tränenfilm sorgt für eine „Abfederung" der Kontaktlinse auf dem kornealen und konjunktivalen Epithel, was für den Tragekomfort entscheidend ist.[43] Bei einer Abnahme der Dicke des „post-lens"-Tränenfilms infolge des Aufsaugens der Tränenflüssigkeit durch die Kontaktlinse kann es u. a. „zum Anhaften der Kontaktlinse auf der Augenoberfläche, zu partiellen Austrocknungen (Trockenstippen), zu mechanischen Irritationen (Abrasionen) […] sowie zu erhöhter Konzentration von Stoffwechselprodukten" kommen.[44] Diese können dann die zuvor beschriebenen Entzündungsmechanismen in Gang setzen und zu Symptomen des Trockenen Auges führen.

2.6.2 Einflussfaktoren auf das Trockene Auge

Die Trockenheitsgefühle können bei gewissen Kontaktlinsenträgern durch ihren Lebensstil und ihre Freizeit- und Arbeitsbedingungen noch begünstigt werden. Negativ beeinflussende Faktoren sind:[45]

- Nutzung von Bildschirmen (PC, Fernseher, Mobiltelefone, etc.)
- verbrauchte, umweltbelastete Umgebung, durch die das Auge abtrocknet bzw. kontaminiert wird
- Klimaanlagen/Zentralheizung
- häufiges Fliegen
- Medikamente (z. B. Antihistamine, Betablocker, Antibabypillen).

---

[38] Vgl. Künzel, P., Die Behandlung des kontaktlinsenbedingten Trockenen Auges, 2008, S. 1.
[39] Vgl. Ebd., S. 1
[40] Vgl. Ebd., S. 1
[41] Vgl. Ebd., S. 1
[42] Vgl. Efron, N., Morgan, P., Hydrogel contact lens dehydration and oxygen transmissibility, CLAO J, 1999, Vol. 25, S. 148–151, zitiert nach Künzel, P., Die Behandlung des kontaktlinsenbedingten Trockenen Auges, 2008, S. 1.
[43] Vgl. Little, S., Bruce, A., Postlens tear film morphology, lens movement and symptoms in hydrogel lens wearers, Ophthalmic Physiol Opt, 1994, Vol. 14, S. 65–69, zitiert nach Künzel, P., Die Behandlung des kontaktlinsenbedingten Trockenen Auges, 2008, S. 1.
[44] Künzel, P., Die Behandlung des kontaktlinsenbedingten Trockenen Auges, 2008, S. 1.
[45] Vgl. Osborn, K., Veys, J., Eine neue Silikonhydrogellinse für kontaktlinsenbedingte Trockenheitssymptome, 2006, S. 72.

3 Diagnostik

Bei der Diagnose ist es wichtig, dass eine exakte Zuordnung in „Mindersekretion" oder „Hyperevaporation" erfolgt, um die richtige Therapie einzuleiten.[46] Dieses kann nach Durchführung einer sorgfältigen Anamnese, der folgenden Diagnoseverfahren und deren Auswertung erfolgen.

3.1 Anamnese

In der Anamnese kann ein strukturiertes Interview zur Diagnose des Trockenen Auges helfen. Dabei werden die Art der Problematik, der Zeitraum, der Ort und die Häufigkeit des Auftretens sowie die Einnahme von Medikamenten, Hormonpräparaten, Mitteln zur Entwässerung oder Nahrungsergänzung erfragt. Außerdem sollten Fragen zu aktuellen Therapien oder chirurgischen Eingriffen, bestehenden Erkrankungen der Augen oder des Allgemeinbefindens sowie des Tragens von Kontaktlinsen gestellt werden.[47] Oft werden standardisierte Fragebögen wie z. B. Dry Eye Questionnaire (DEQ), Ocular Surface Disease Index© (OSDI©), Symptome Assessment iN Dry Eye© (SANDE©) oder McMonnies-Fragebogen zur Diagnose eines Trockenen Auges verwendet oder „um die Effekte einer Behandlung zu beurteilen oder die Krankheitsschwere einzustufen."[48] Der Dry Eye Questionnaire enthält 21 Fragen zur Prävalenz, Häufigkeit, Schwere am Tag und Lästigkeit der Symptome.[49] Bei der Auswertung sollte darauf geachtet werden, „dass nur die Summe aller Aussagen relativ sichere Ergebnisse liefern kann."[50] Die Wahrscheinlichkeit, dass ein Trockenes Auge vorliegt ist umso höher, desto mehr Faktoren (z. B. Angabe von Stressfaktoren, Einnahme von Medikamenten, etc.) positiv beantwortet werden.[51] Mithilfe des McMonnies-Fragebogens können z. B. über eine Formel die Symptome, nicht invasive Tränenaufrisszeit und Tränenmeniskushöhe verknüpft werden. Patienten mit potenzieller Unverträglichkeit können damit mit einer Empfindlichkeit von 100%, Spezifität von 57% und Genauigkeit von 78% vorausgesagt werden.[52] Eine ausführliche Anamnese gilt trotz der im Anschluss erläuterten objektiven Messverfahren als das zuverlässigste Instrument zur Feststellung des Trockenen Auges.[53]

---

[46] Vgl. Brewitt H., Das Trockene Auge – Klinik, Diagnose und Therapie, 2007, S. 9.
[47] Vgl. Bärtschi, M., Trockene Augen in der täglichen Optometrie-Praxis, 2006, S. 4.
[48] Lemp, M. et al., Bericht des International Dry Eye Workshops, 2007, S. 105.
[49] Vgl. Ebd. S. 106
[50] Scholtz, S., Kontaktlinsenanpassung und das Trockene Auge, Stand: 22.4.09 (Internet).
[51] Vgl. Ebd., S. 1
[52] Vgl. Lemp, M. et al., Bericht des International Dry Eye Workshops, 2007, S. 88.
[53] Vgl. Baron, H., Ebel, J., Kontaktlinsen, Band 2, 2008, S. 175.

3.2 Objektive Messverfahren zur Diagnostik des Trockenen Auges

3.2.1 Untersuchung mit der Spaltlampe

Im Anschluss an die Anamnese erfolgt eine sorgfältige Spaltlampenuntersuchung.

1.) Tränenfilmquantität und Fließgeschwindigkeit: Zur Beurteilung der Tränenfilmquantität wird die Höhe des Tränenmeniskus eingeschätzt. Er beträgt bei Nichtkontaktlinsenträger im Durchschnitt etwa 0,25 mm.[54] Laut einer Studie ist er bei Weichlinsenträgern (Tageslinsen und Silikonhydrogelkontaktlinsen) mit 0,21 mm etwas geringer.[55] Bei Trägern von formstabilen Kontaktlinsenträgern wurden im Durchschnitt 0,24 mm Tränenmeniskushöhe gemessen.[56] Werte unter 0,20 mm können auf einen Tränenmangel (reduzierte wässrige Schicht) hindeuten.[57] Ist der Tränenmeniskus unregelmäßig strukturiert, kann dieses ebenfalls ein Hinweis auf ein Trockenes Auge sein.[58]

2.) Lidschlagfrequenz: Zaman et al. wiesen nach, dass die normale Lidschlagfrequenz ca. zwölf Lidschläge pro Minute beträgt.[59] Demnach erfolgt ca. alle fünf Sekunden ein Lidschlag. Höhere Lidschlagfrequenzen können auf eine schnelle Tränenaufreißzeit hindeuten, durch die ein häufigerer Lidschlag ausgelöst wird. Niedrigere Lidschlagfrequenzen könnten eine verringerte corneale Sensitivität als Ursache haben.[60]

3.) Lidranddrüsen: Die Meibomschen Talgdrüsen sollten offen sein. Verengungen oder Verwachsungen führen zu einer Verschlechterung der Tränenqualität (Lipidmangel) und Erhöhung der Tränenosmolarität.[61]

4.) Tränenqualität: Bei der Beurteilung der Tränenfilmqualität, ist auch auf Schaumbildung, Muzine oder andere Erscheinungsbilder zu achten.[62]

---

[54] Vgl. o. V., Kontaktlinsen und trockene Augen, Stand: 22.4.09 (Internet).
[55] Vgl. Ebd., Stand: 22.4.09 (Internet)
[56] Vgl. Miller, W. et al., A comparison of tear volume (by tear meniscus height and phenol red thread test) and tear fluid osmolality measures in non-lens wearers and in contact lens wearers, University of Houston, 2004, Vol. 30, No3, S. 132, zitiert nach o.V., Kontaktlinsen und trockene Augen, Stand 22.4.09 (Internet).
[57] Vgl. Baron, H., Ebel, J., Kontaktlinsen, Band 1, 2008, S. 190.
[58] Vgl. Ebd., S. 190
[59] Vgl. Zaman, M. et al., The exposed ocular surface and its relationship to spontaneous eyeblink rate in elderly Caucasians, Glasgow-Caledonian University, Department of Vision Sciences, Exp Eye Re, 1998, Vol. 67, No, S. 681, zitiert nach o.V., Kontaktlinsen und trockene Augen, Stand 22.4.09 (Internet).
[60] o. V., Kontaktlinsen und trockene Augen, Stand: 22.4.09 (Internet).
[61] Vgl. Baertschi, M., Trockene Augen und Kontaktlinsen in der täglichen Optometrie-Praxis, 2006, S. 5.
[62] o. V., Kontaktlinsen und trockene Augen, Stand: 22.4.09 (Internet).

3.2.2 Tränenfilmaufreißzeit (FBUT)

Die Messung der Tränenaufreißzeit ermöglicht eine Abschätzung der Stabilität des Tränen-films.[63] Bei dem sogenannten FBUT-Test (Fluoreszein-Break-up-Time-Test) wird Fluoreszin (2%) oder ein mit Fluoreszin imprägnierter und mit unkonservierter Kochsalzlösung ange-feuchteter Streifen in den unteren Fornix eingebracht.[64] Der Patient soll anschließend mehrmals blinzeln und dann das Auge offen halten. Mit der Spaltlampe wird das Auge durch den Kobaltblaufilter voll beleuchtet und die Fluoreszens beobachtet. Gemessen wird der Zeit-punkt vom Öffnen der Lider bis zum Erscheinen schwarzer Punkte oder Linien, welche die Bildung trockener Gebiete anzeigt.[65] Als normale Tränenfilmaufreißzeit werden Werte von zehn Sekunden und länger angesehen. Ein FBUT von fünf Sekunden oder weniger, kann ein Indiz für ein Trockenes Auge sein.[66]

3.2.3 Nichtinvasive Tränenfilmaufreißzeit (NIBUT)

Das Tearscope ist ein Gerät, mit dem es möglich ist, die Tränenfilmfettschicht, die Hornhaut-oberfläche und die sogenannte NIBUT (nichtinvasive Break-up-Time) ohne Manipulation, wie z. B. durch Farbstoffzugabe, zu beurteilen. Das Licht des Tearcope erzeugt ein diffuses weißes Bild von hoher Intensität direkt hinter der Hornhaut. Dagegen kann dann der Tränen-film beurteilt werden. Das Aufbrechen des Tränenfilms kann mit dem Tearscope berührungslos und sehr exakt beurteilt werden.[67]

3.2.4 Schirmer-Test

Der Schirmer-Test dient zur Untersuchung der Wasserproduktion des Auges.[68] Dabei wird ein steriles 35 x 5 mm großes Filterpapier im äußeren Drittel des unteren Lidrandes eingehängt. Der Papierstreifen wird nach fünf Minuten entfernt und die Benetzungsstrecke in Millimeter gemessen. Der Schirmer-Test II dient der Beurteilung der Reflex-Tränenproduktion.[69] Dabei wird genauso vorgegangen und zusätzlich die Nasen-Schleimhaut mit einem Wattestäbchen stimuliert. Eine Benetzungsstrecke von mehr als 10 mm wird als unauffällig angesehen. Eine Sekretion unter 5 mm deutet auf ein Trockenes Auge hin.[70]

---

[63] Vgl. Forst, G., Grundlagen der Kontaktlinsenanpassung, 1993, S. 134.
[64] Vgl. Kanski, J., Klinische Ophthalmologie, 2008, S. 214.
[65] Vgl. Ebd., S. 214
[66] o. V., Kontaktlinsen und trockene Augen, Stand: 22.4.09 (Internet).
[67] Vgl. o. V., Prinzip des Tearscope plus, Stand: 24.04.2009 (Internet).
[68] Vgl. Kanski, J., Klinische Ophthalmologie, 2008, S. 215.
[69] Vgl. Wedrich, A., Schmut, O., Rabensteiner, F., Trockenes Auge, S. 74.
[70] Vgl. Baron, H., Ebel, J., Kontaktlinsen, Band 1, 2008, S. 193.

3.2.5 Vitalfärbungen mit Fluoreszein und Lissamingrün

Mithilfe von Fluoreszein, Lissamingrün oder auch Bengalrosa können oberflächliche Zelldefekte oder apoptotische Stellen der Hornhaut oder der Bindehaut sichtbar gemacht werden.[71] Färben sich die Stellen ein, kann dieses auf ein Trockenes Auge hindeuten.

3.2.6 Lidkantenparalle Conjunctivalfalten (LIPCOF)

LIPCOF können unter anderem als Folge erhöhter Reibungskräfte zwischen den Lidern und der Bindehaut auftreten und ein Hinweis für das Vorliegen eines Trockenen Auges sein.[72] Die Beurteilung hat eine Aussagekraft von 75% und ist mithilfe der Spaltlampe schnell durchzuführen.[73] Die Einteilung der LIPCOF-Grade erfolgt anhand einer Tabelle.

Ausprägungsgrad der LIPCOF	Beschreibung des Spaltlampenbefundes der LIPCOF	Ausprägung des Trockenen Auges
Grad 0	keine permanent vorhandene Falte	kein Trockenes Auge
Grad 1	einzelne kleine Falte, kleiner als normaler Tränenmeniskus	leichte Ausprägung
Grad 2	Falte bis zur Höhe des Tränenmeniskus	mäßige Ausprägung
Grad 3	Falte höher als der normale Tränenmeniskus, mehrfaltig	schwere Ausprägung

Tabelle 2: Klassifizierung der LIPCOF; modifiziert nach Höh et al.[74]

3.2.7 Farnkrauttest

Bei diesem Test wird ein Tropfen Tränenflüssigkeit auf einen Objektträger aufgebracht. Nach Trocknung finden sich Farnkrautmuster auf dem Objektträger, anhand derer die Tränenfilmqualität beurteilt wird. Liegt ein Trockenes Auge vor, ist nur eine unregelmäßige Benetzung zu sehen.[75]

---

[71] Vgl. Baertschi, M., Trockene Augen und Kontaktlinse in der täglichen Optometrie-Praxis, 2006, S. 6.
[72] Vgl. Baron, H., Ebel, J., Kontaktlinsen, Band 1, 2008, S. 193.
[73] Vgl. o.V., Anpassung von Kontaktlinsen bei trockenem Auge, 2009, S. 1.
[74] Vgl. Ebd., S. 1
[75] Vgl. Brewitt, H., Kaercher, T., Rüfer, F., Trockenes Auge und Blepharitis, 2008, S. 225.

4 Therapie

Bei der Behandlung des Trockenen Auges wird meistens nur versucht, die subjektiven Symptome zu beseitigen, da eine kausale Therapie nur ansatzweise zur Verfügung steht.[76]

4.1 Etablierte Therapien

4.1.1 Entzündungshemmende Medikamente

1) Cyclosporin A

Zur Wiederbelebung der wässrigen Tränenproduktion bei einem hypovolämisch Trockenen Auge bietet sich das Medikament Restasis® mit dem Wirkstoff Cyclosporin A an. Der therapeutische Erfolg ist jedoch relativ gering. Laut einer Studie wies nur ein Drittel der Testpersonen einen positiven Effekt auf.[77] Die Augentropfen werden zweimal am Tag als 0,5-prozentige Cyclosporin-A-haltige Lösung eingeträufelt. Sie bewirken eine Herabsetzung der proinflammatorischen Zytokine und der Zahl der Entzündungszellen.[78] Außerdem steigt die Anzahl der Becherzellen bedeutend an.[79] Sie stellen eine Dauertherapie dar.

2.) Rimexolon und Prednisolon

Bei einem hyperevaporativen Trockenen Auge wurden mit Rimexolon Behandlungserfolge erzielt.[80] Das Cortisonpräparat Prednisolon kann sowohl bei einem Mangel an Tränenflüssigkeit wie auch bei Lipidstörungen eingesetzt werden.[81] Allerdings sollten Cortison-haltige Präparate aufgrund ihrer Nebenwirkungen nur selten verabreicht werden.

4.1.2 Nachbenetzungslösungen

Auch wenn, wie zuvor beschrieben, Cyclosporin, Androgene, etc. neue Optionen für die Therapie des Trockenen Auges darstellen, ist und bleibt die Tränensubstitution laut Brewitt die Basis.[82] Diese Lösungen werden als Ersatz oder zur Steigerung des wässrigen Anteils des Tränenfilms eingetropft. Je visköser die Nachbenetzungstropfen sind, umso länger bleiben sie im Auge und desto mehr wird das Sehen eingeschränkt.[83] Niedrigvisköse Präparate mit Polyvinylalkohol (PVA), Polyvinylpyrrolidon (z. B. Vidisept®, Lacophtal®), Tamarinensamen-

---

[76] Vgl. Baron, H., Ebel, J., Kontaktlinsen, Band 1, 2008, 194.
[77] Vgl. Baertschi, M., Trockene Augen und Kontaktlinsen in der täglichen Optometrie-Praxis, 2006, S. 7.
[78] Vgl. Baron, H., Ebel, J., Kontaktlinsen, Band 1, 2008, S. 194.
[79] Vgl. Wolf, E., Sicca-Syndrom, Stand: 22.04.09 (Internet).
[80] Vgl. Baron, H., Ebel, J., Kontaktlinsen, Band 1, 2008, S. 194.
[81] Vgl. Ebd. S. 194
[82] Vgl. Wolf, E., Sicca-Syndrom, Stand: 22.04.09 (Internet).
[83] Vgl. Sachsenweger, M., Rote und trockene Augen, 1999, S. 66.

Polysaccharid, niedrigvisköser Hyaluronsäure oder Zellulosederivate werden besonders bei wässrig-muzinösem Tränenmangel oder vermehrter Verdunstung sinnvoll eingesetzt.[84] Höhervisköse Filmbildner wie Carbomergel (z. B. Sic-Ophtal®) und höhervisköser Hyaluronsäure (z. B. Artelac® advanced, HyloComod®) bleiben durch eine verbesserte Bioadhäsion länger an der Augenoberfläche haften.[85] Carbomere wirken wie ein Verband und sind besonders bei schweren Fällen des Trockenen Auges sinnvoll.[86]

Der Einsatz von Lipidzusätzen ist klinisch bei hyperevaporativer Benetzungsstörung sinnvoll. Allerdings ist eine wirkliche Substitution der hochkomplizierten Lipidphase des Tränenfilms zur Zeit nur unzureichend möglich.[87] Solche Tränenersatzpräparate mit Lipidzusatz sind z. B. Augentropfen wie Visine® oder Liposic®. Diese Präparate sind auch für Kontaktlinsenträger geeignet.

Konservierungsmittelfreie Nachbenetzungslösungen sind immer vorzuziehen, da Konservierungsmittel wie z. B. Benzalkoniumchlorid die wässrige und lipophile Phase des Tränenfilms vermindert und aufgrund seiner Oberflächenaktivität das Hornhautepithel schädigt.[88] Außerdem ist es wichtig zu wissen, welche Präparate zu einer Kontaktlinse ins Auge getropft werden dürfen. Hier sollten die Angaben der Hersteller berücksichtigt werden. Allgemein gilt, dass besonders bei weichen Kontaktlinsen die Flüssigkeit konservierungsmittelfrei sein soll, weil weiche Kontaktlinsen leichter Fremdstoffe absorbieren. Die Tabelle 3 zeigt die Eignung verschiedener Mittel für Kontaktlinsen.

Fertig-arzneimittel	Benetzungs-mittel	Konservierungsstoff	geeignet für formstabile Linsen	geeignet für weiche Linsen
Artelac EDO	Hypromellose	keiner	ja	ja
Berberil Dry Eye	Hypromellose	Cetrimid	ja	nein
Berberil Dry Eye EDO	Hypromellose	keiner	keine Angaben in der Fachinformation	keine Angaben in der Fachinformation
Lacophthal sine	Povidon	keiner	ja	ja
Yxin Tears	Povidon	Cetrimid	keine Angaben in der Fachinformation	nein
Yxin Tears ED	Povidon	keiner	ja	ja

Tabelle 3: Tränenersatzmittel bei Kontaktlinsen (Beispiele)[89]

---

[84] Vgl. Brewitt, H., Kaercher, T., Rüfer, F., Trockenes Auge und Blepharitis, 2008, S. 225.
[85] Vgl. Ebd., 2008, S. 225
[86] Vgl. Ebd., 2008, S. 225
[87] Vgl. Ebd., 2008, S. 225
[88] Vgl. Wolf, E., Sicca-Syndrom , Stand: 22.04.09 (Internet).
[89] Ebd., Stand: 22.04.09 (Internet)

4.1.3 Verschluss des Tränenpünktchens

Der Verschluss des Tränenpünktchens kann entweder dauerhaft durch Verödung des Tränen-pünktchens oder reversibel durch Einsetzen von Punctum Plugs erfolgen.[90] Ihr Einsatz wird von Cohen bei wiederholten Werten < 5 mm im Schirmer–Test sowie einer klinisch manifes-tierten Keratopathie empfohlen.[91] Die natürlichen Tränen werden konserviert und die Wirkung künstlicher Tränen verlängert.[92] In Studien gab es objektive Hinweise einer Verbes-serung, die beim Gebrauch von Punctum Plugs beobachtet wurden, wie z. B. verbesserte Hornhautfärbung, verlängerte Tränenfilm-Aufreißzeit (BUT), Abnahme der Tränenosmolari-tät und erhöhte Becherzelldichte.[93]

4.1.4 Therapeutische Kontaktlinsen

Die Anpassung von großflächigen, grenzlimbalen, stabilen Kontaktlinsen ist eine weitere Möglichkeit, Kontaktlinsen bei Trockenem Auge zu tragen.[94] Diese Spezialkontaktlinsen können bei schwereren Formen des Trockenen Auges zum Schutz und zur Hydrierung der Hornhautoberfläche beitragen. Durch die große Abdeckungsfläche bildet sich unter der Kon-taktlinse ein nachhaltiger Tränensee, der wie eine feuchte Kammer wirkt. Laut Bärtschi kommen dann sogar in äußerst schwierigen Fällen „stabile Mini-Skeral- oder Skerallinsen als „Feuchte Kammer-Linsen" erfolgreich zum Einsatz."[95] In Studien wurde über verbesserte Sehschärfe und -komfort, abgeschwächte korneale Epitheliopathie und die Heilung persistie-render Defekte des Hornhautepithels berichtet.[96]

4.1.5 Feuchtigkeitserhaltende Brillen

Um eine effizientere Nutzung der Restsekretion zu erreichen, kann ein anatomisch angepass-ter Seitenschutz an der Brille angebracht werden. Dieser bildet eine feuchte Kammer und kann die Symptome bei einem hyperevaporativen Trockenen Auge mildern.[97]

---

[90] Vgl. Baron, H., Ebel, J., Kontaktlinsen, Band 1, 2008, S. 200.
[91] Vgl. Cohen, E., Punctal occlusion, Arch Ophthalmol, 1999, S. 389, zitiert nach Kampik, A., Grehn, F., Auge-närtzliche Rehabilitation, 2005, S. 96.
[92] Vgl. Kanski, J., Klinische Ophthalmologie, 2008, S. 216.
[93] Vgl. Lemp, M. et al., Bericht des International Dry Eye Workshops, 2007, S. 175.
[94] Vgl. Baertschi, M., Trockene Augen und Kontaktlinsen in der täglichen Optometrie-Praxis, 2006, S. 7.
[95] Vgl. Ebd., S. 7
[96] Vgl. Lemp, M. et al., Bericht des International Dry Eye Workshops, 2007, S. 176.
[97] Vgl. Brewitt H., Das Trockene Auge – Klinik, Diagnose und Therapie, 2007, S. 9.

4.2. Alternative und zukünftige Therapien

4.2.1 Eigenserumtherapie

Aus Eigenblut hergestellte Augentropfen haben gegenüber anderen Tränenersatzmitteln den Vorteil, „dass das Blut genauso wie der Tränenfilm zahlreiche biologische aktive Proteine und Wachstumsfaktoren enthält, die in künstlichen Tränen nicht enthalten sind."[98] Diese Stoffe können die Wundheilung im Epithel fördern.[99] Die Eigenserumtherapie stellt eine alternative Therapieform dar.

4.2.2 Androgene

Das Androgen ist ein Hormon, das Auswirkungen auf die Tränenproduktion hat. Sinkt der Androgenspiegel z. B. bei Frauen in der Menopause, begünstigt dieses eine entzündliche Reaktion in Tränendrüse und Augenoberfläche. Ein Androgendefizit führt zu einer Degeneration der Tränendrüsen und verändert ihre enzymatische Aktivität sowie die Flüssigkeits- und Proteinsekretion.[100] Durch die Gabe von Androgen-haltigen Augentropfen, die in der Therapie des hyperevaporativen Trockenen Auges getestet werden, kann die Tränenaufreißzeit ansteigen und die Lipidphase sich verbessern.[101]

4.2.3 Sekretagogika

Der Wirkstoff Diquafosol könnte die Sekretion von Tränenflüssigkeit und/oder Mucin stimulieren.[102] In klinischen Studien wurden Diquafosol-Augentropfen (2%-ige Lösung) positiv bewertet.[103] Außerdem schützte der Wirkstoff 15(S)-HETE in Tiermodellen des Trockenen Auges bei einer durch Trockenheit induzierten Verletzung die Hornhaut.[104]

4.2.4 Cholinergika

Zur Stimulierung der Tränenflüssigkeit bei schwerer Keratokonjunktivitis sicca kann der Wirkstoff M3-Cholinergika, der in Präparaten wie Pilocarpin bzw. Cevimeline (nur in den USA erhältlich) enthalten ist, eingesetzt werden.[105] Dieses kann zu einer Linderung der Symptome führen.

---

[98] Baron, H., Ebel, J., Kontaktlinsen, Band 1, 2008, S. 199.
[99] Vgl. Ebd., S. 199
[100] Vgl. Messmer, E., Neue Therapieoptionen beim Trockenem Auge, Stand: 30.04.2006 (Internet).
[101] Vgl. Wolf, E., Sicca-Syndrom: Das Auge sieht rot, Stand: 22.4.09 (Internet).
[102] Vgl. Lemp, M. et al., Bericht des International Dry Eye Workshops, 2007, S. 176.
[103] Vgl. Ebd., S. 176
[104] Vgl. Ebd., S. 176
[105] Vgl. Messmer, E., Neue Therapieoptionen beim Trockenem Auge, Stand: 30.04.2009 (Internet).

5 Kontaktlinsenanpassung bei Trockenem Auge

Möchte der Kontaktlinsenanpasser einen Patienten mit Symptomen des Trockenen Auges versorgen, sollte er zuerst feststellen, ob es sich bei dem Trockenen Auge um ein marginal Trockenes Auge oder ein manifest Trockenes Auge handelt. Das manifest[106] Trockene Auge ist für das Tragen von Kontaktlinsen contraindiziert, während das marginal[107] Trockene Auge mit speziellen Kontaktlinsenmaterialien und Pflegemitteln, einem passenden Tragerhythmus sowie Tränenersatzmitten heutzutage durchaus versorgt werden kann.[108]

Laut Bischoff können nach Durchführung einer vollständigen Tränendiagnostik und einer Einstufung des Trockenen Auges als geringgradig (Stadium I) die bisher getragenen Kontaktlinsen weiter getragen werden, solange diese vertragen werden. Bei Stadium II und III sollten ausschließlich Speziallinsen (siehe 4.1.4) für Trockene Augen angepasst werden. Bei Stadium IV sollten keine Kontaktlinsen mehr angepasst werden.[109]

5.1. Anpassung formstabiler Kontaktlinsen

Bei der Anpassung von formstabilen Kontaktlinsen, ist eine exakte Anpassung der Basiskurven besonders wichtig.[110] Außerdem sollten die Mittendicke und die Randabhebung möglichst gering gewählt werden.[111] Ein schlankes Profil der Kontaktlinse ist zu bevorzugen, damit sich die Linse gut in den Tränenfilm integriert[112] und eine unnötige Verdünnung des Tränenfilms verhindert.[113] Es ist darauf zu achten, dass die formstabilen Kontaktlinsen keine zu starken Adhäsionskräfte an den Rändern ausüben.[114] Bei Patienten mit höheren Myopien oder bei torischen Kontaktlinsen sollte der Kontaktlinsenanpasser deshalb besonders den Einfluss eines dickeren Randes bei seiner Anpassung berücksichtigen[115] und einen guten Benetzungswinkel anstreben.[116] Besonders die Kanten an den Linsenrändern können ein Hindernis für den Wischeffekt des Oberlides sein. Dieses kann unterversorgte Gebiete auf der Hornhaut verursachen.[117] Ein entsprechendes Randdesign kann die Oberlidmitnahme der

---

[106] manifest = deutlich erkennbar geworden
[107] marginal = ohne (große) Bedeutung, nebensächlich, zweitrangig
[108] Vgl. Scholtz, S., Kontaktlinsenanpassung und das Trockene Auge, Stand: 22.4.09 (Internet).
[109] Vgl. Bischoff, G., Das Trockene Auge, Stand: 16.04.09 (Internet).
[110] Vgl. Wedrich, A., Schmut, O., Rabensteiner, F., Trockenes Auge, 2009, S. 39.
[111] Vgl. Scholtz, S., Kontaktlinsenanpassung und das Trockene Auge, Stand: 22.04.09 (Internet).
[112] Vgl. o. V., Kontaktlinsenmaterialien für Trockene Auge, Stand: 06.5.09 (Internet).
[113] Vgl. Scholtz, S., Kontaktlinsenanpassung und das Trockene Auge, Stand 22.04.09 (Internet).
[114] Vgl. o. V., Kontaktlinsen und Trockene Auge, Stand: 22.04.09 (Internet).
[115] Vgl. Ebd., Stand: 22.04.09 (Internet)
[116] Vgl. Baertschi, M., Trockene Augen und Kontaktlinsen in der täglichen Optometrie-Praxis, 2006, S. 7.
[117] Vgl. o. V., Kontaktlinsen und trockene Augen, Stand: 22.04.09 (Internet).

Kontaktlinse fördern und dadurch eine bessere Benetzung ermöglichen.[118] Dabei darf „der Bevel darf weder zu schmal noch zu breit sein."[119]

Ist die formstabile Kontaktlinse durch einen instabilen Tränenfilm nicht von Tränenflüssigkeit umgeben, liegt die Kontaktlinse zu sehr auf der Cornea auf und kann für den Träger als unangenehm empfunden werden.[120] Die Dynamik des Lidschlags kann bei formstabilen Kontaktlinsen auch zu einer Vergrößerung des Tränenmeniskus am unteren Kontaktlinsenrand nach dem Lidschlag führen. Die Tränenflüssigkeit wird wahrscheinlich dafür aus den umliegenden Gebieten abgezogen und kann auf Dauer Trockenheitssymptome auslösen.[121] Veränderungen des Kontaktlinsendurchmessers können zu einem besseren Tragekomfort beitragen. Durch eine Vergrößerung werden die trockenen Stellen von der Cornea auf die Conjunktiva verschoben.[122] Eine Verkleinerung des Durchmessers ist dann sinnvoll, wenn die Kontaktlinse aufgrund ihrer großen Masse zu tief sitzt. Durch die Verkleinerung des Durchmessers erzielte Gewichtsreduzierung wird ein besserer Sitz der Kontaktlinse erreicht. Die Kontaktlinse ist beweglicher und wird besser benetzt.[123] Wegen der mechanischen Belastung bei Trockenem Auge ist bei der Anpassung von formstabilen Kontaktlinsen besonders auf Stippungen im 3 und 9 Uhr-Bereich zu achten.[124]

Bei Trockenem Auge sollten Kontaktlinsen aus fluorsilikonhaltigen Materialien angepasst werden.[125] Aufgrund des geringen Wassergehalts kann den formstabilen Kontaktlinsen wenig Wasser entzogen werden. Bei richtiger Anpassung schwimmen sie gut auf dem Tränenfilm, haben eine hohe Sauerstoffdurchlässigkeit und hohe Beweglichkeit, so dass bei jedem Lidschlag der Tränenfilm unter der Kontaktlinse ausgetauscht wird.

5.2 Anpassung weicher Kontaktlinsen

Laut Baron sind Materialien mit „mittlerem Wassergehalt und guter Wasserbindungseigenschaft vorzuziehen."[126] Auch in Studien gab es Hinweise, dass Kontaktlinsenträger mit hochwasserhaltigen Materialien mehr über Trockenheit klagen als Träger von niedrigwasser-

---

[118] o. V., Kontaktlinsen und trockene Augen, Stand: 22.04.09 (Internet).
[119] Vgl. Baron, H., Ebel, J., Kontaktlinsen, Band 2, S. 391.
[120] Vgl. o. V., Kontaktlinsenmaterialien für Trockenes Auge, Stand: 22.04.09 (Internet).
[121] Yokoi N. et al., Dynamic changes in tear meniscus curvature at the rigid contact lens edge, Department of Ophthalmology, Kyoto Prefectural University of Medicine, Japan, Cornea, 2003, Vol. 22, No, S. 226, zitiert nach o. V., Kontaktlinsen und trockene Augen, Stand: 06.5.09 (Internet).
[122] Vgl. Scholtz, S., Kontaktlinsenanpassung und das Trockene Auge, Stand: 06.5.09 (Internet).
[123] Vgl. Ebd., Stand: 22.04.09 (Internet)
[124] o. V., Kontaktlinsen und trockene Augen, Stand: 22.04.09 (Internet).
[125] Vgl. Baron, H., Ebel, J., Kontaktlinsen, Band 2, S. 391.
[126] Vgl. Ebd., S. 391

haltigen Kontaktlinsen.[127] Die Studien von Efron et al. zeigen, dass Kontaktlinsenträger, welche die Hydration erhaltende Kontaktlinsen mit geringem Wassergehalt tragen, keine Symptome des Trockenen Auges aufweisen.[128] Für die Anpassung von Kontaktlinsen bei Trockenem Auge sind deshalb neben der Ionizität und der Sauerstoffdurchlässigkeit vor allem der Wassergehalt und das Wasserbindungsvermögen von Bedeutung. Erst nach Beurteilung des Materials nach Wassergehalt und Wasserbindungsvermögen kann entschieden werden, ob sich das Material für Anpassung bei Trockenem Auge eignet. Denn je höher der Wassergehalt der weichen Kontaktlinsen (Hydrogellinsen) ist, desto höher ist die Sauerstoffdurchlässigkeit. Allerdings ist der Wassergehalt der Kontaktlinse auf dem Auge etwas geringer als außerhalb des Auges. Bei einem Großteil der Materialien verdunsten während der ersten 10 bis 30 Trageminuten ca. 10-15% des Wassers.[129] Der Kontaktlinsenträger hat bei Kontaktlinsen aus einem Material mit höherem Wassergehalt (z. B. Hydrogele) und mit geringer Wasserbindung meistens eine hohe Spontanverträglichkeit. Nach einiger Zeit dehydriert die Kontaktlinse und entzieht dem Auge Feuchtigkeit. Die anfänglich als sehr angenehm empfundene Kontaktlinse kratzt. Dieses hat folgende Ursache. Eine Kontaktlinse trocknet nie gleichmäßig aus.[130] Die Kontaktlinse trocknet an der dünnsten Stelle, den Rändern, als erstes aus, was eine Versteilung der Kontaktlinse zur Folge hat.[131] Eine Kontaktlinse mit einem Wassergehalt von 70% und einem nominalen Rückflächenradius von 8,8 mm kann sich während der Tragezeit zwischen 0,20 mm und 0,60 mm versteilen.[132] Das heißt, die Kontaktlinse mit einem vor dem Tragen gemessenen Radius von 8,8 mm misst nach einiger Tragezeit und Dehydration nur noch 8,2 mm. Durch die Austrocknung des Linsenrandes kann sie sich in die Conjunktiva eingraben.[133] Zusätzlich nimmt die Beweglichkeit der Kontaktlinse ab und der Tränenaustausch unter der Kontaktlinse erfolgt nicht mehr optimal.[134] Der herabgesetzte Austausch des Tränenanteils nimmt proportional zum Gesamtdurchmesser der Kontaktlinse zu.[135] Fremdkörper und Bakterien werden dadurch beim Lidschlag nicht mehr so leicht weggespült.[136]

---

[127] Vgl. Nichols, J., Sinnot, L., Tear film, contact lens, and patient-related factors associated with contact lens-related dry eye, College of Optometry, The Ohio State University, Columbus, Invest Ophthalmol Vis Sci., 2006, Vol. 47, No4, S. 1319, zitiert nach o. V., Kontaktlinsen und trockene Augen, Stand: 06.5.09 (Internet).

[128] Vgl. Efron, N., Brennan, N., A survey of wearers of low water content hydrogel contact lenses, Clin Exp Optom, 1988, Vol. 71, S. 86, zitiert nach Lemp, M. et al., Bericht des International Dry Eye Workshops, 2007, S. 87.

[129] Vgl. o. V., Kontaktlinsenmaterialien für Trockenes Auge, Stand: 22.04.09 (Internet).

[130] Vgl. Ebd., Stand: 22.04.09 (Internet)

[131] Vgl. Baron, H., Ebel, J., Kontaktlinsen, Band 2, S. 390.

[132] Vgl. o. V., Kontaktlinsenmaterialien für Trockenes Auge, Stand: 22.04.09 (Internet).

[133] Vgl. Ebd., Stand: 22.04.09 (Internet)

[134] Vgl. Baron, H., Ebel, J., Kontaktlinsen, Band 2, S. 390.

[135] Vgl. McNamara, N. et al., Tear mixing under a soft contact lens: effects of lens diameter, University of California, Berkeley, Am J Ophthalmol, 1999, Vol. 127, No6, S. 659, zitiert nach o. V., Kontaktlinsen und trockene Augen, Stand: 09.5.09 (Internet).

[136] o. V., Kontaktlinsen und trockene Augen, Stand: 22.04.09 (Internet).

Deshalb sollte der Durchmesser der weichen Kontaktlinse möglichst klein gewählt werden.[137] Außerdem hat die Kontaktlinse durch die Versteilung eine andere Korrektionswirkung, die im schlimmsten Fall sogar zu einer irregulären Abbildung führen kann.[138] Um der Versteilung durch Dehydration entgegenzuwirken, sollte der Radius der Kontaktlinse tendenziell eher etwas flacher gewählt werden,[139] damit sich die dehydrierte Kontaktlinse nicht auf der Hornhaut festsaugt und Stippen und Abdrücke hinterlässt.[140]

Damit die Kontaktlinse auf dem Trockenen Auge nicht so schnell dehydriert, sollten Materialien wie z. B. Benz-G Materialien angepasst werden, die ein hohes Wasserbindungsvermögen aufweisen. Sie sind besonders gut geeignet für die Kontaktlinsenanpassung bei marginal trockenen Augen, schlechten Umfeldbedingungen wie klimatisierte Räume oder Bildschirmarbeit.[141] Diese Materialien weisen auch bei Dehydration wenig Parameteränderungen auf. Parameteränderungen, die bei Austrocknung einer Kontaktlinse auftreten, können sein:[142]

- Vergrößerung der Krümmung der Flächen (steilere Flächen)

- Abnahme der Sauerstoffdurchlässigkeit

- Änderung des Scheitelbrechwertes

- Abnahme der mechanischen Stabilität

- Nachlassen der Benetzungseigenschaft

- Verlust der Transparenz

Durch diese Parameteränderungen können sich das Sitzverhalten und das Sehen mit der Kontaktlinse verschlechtern und die Neigung zu Ablagerungen kann zu nehmen.[143] Benz-G Materialien verlieren in vivo auf dem Auge kaum an Wasser (Wasserverlust $< 0,5\%$).[144] Eine Beschreibung des Wasserbindungsvermögens ergibt sich „aus dem Vergleich der Zeitdauer, die ein Material benötigt, einen gewissen Anteil Wasser zu verlieren (zu dehydratisieren) und zu rehydratisieren."[145]

Dieser Wasserbindungskoeffizient wird mit dem Begriff „Water-Balance-Ratio" bezeichnet.

$$\text{Water-Balance-Ratio} = \frac{\text{Zeitdauer, um 10\% zu dehydratisieren}}{\text{Zeitdauer, um 20\% zu rehydratisieren}}$$

[137] Vgl. o. V., Kontaktlinsen und trockene Augen, Stand: 22.04.09 (Internet).
[138] Vgl. Baron, H., Ebel, J., Kontaktlinsen, Band 2, S. 369.
[139] o. V., Kontaktlinsen und trockene Augen, Stand: 22.04.09 (Internet).
[140] Vgl. Baron, H., Ebel, J., Kontaktlinsen, Band 2, 2008, S. 390.
[141] Vgl. Ahr, E., Information über Versorgung des Trockenes Auges mit Kontaktlinsen, 2009, o. S.
[142] Vgl. Baron, H., Ebel, J., Kontaktlinsen, Band 1, 2008, S. 336.
[143] Vgl. Ebd., S. 336
[144] Vgl. Hennig, D., Maximaler Tragekomfort – minimale Ausstiegsquote, 2008, S. 1.
[145] Vgl. Baron, H., Ebel, J., Kontaktlinsen, Band 1, 2008, S. 338.

Verglichen wird der Wert mit den Eigenschaften von HEMA. Ein Material mit einem Wasserbindungskoeffizienten von 1,0 trocknet genauso schnell aus wie HEMA, wohingegen ein Material mit einem Wasserbindungskoeffizienten von 0,5 doppelt so schnell austrocknet. Zur Versorgung des Trockenen Auges sind Materialien mit einem Wasserbindungskoeffizienten über 1.0 besonders vorteilhaft.[146] Außerdem können laut einer Studie von Chalmers et al. Silikon-Hydrogel-Kontaktlinsen in bis zu 50% der Fälle Trockenheitssymptome reduzieren.[147] Dabei sollte auf einen möglichst geringen Modulus (Steifheit) geachtet werden, um einen mit Silikon-Hydrogel-Kontaktlinsen beobachteten Diskomfort zu vermeiden.[148] Neuere Silikon-Hydrogel-Kontaktlinsen verfügen über einen integrierten „Wasserspeicher" (z. B. Air Optix Aqua, Acuvue Oasys, etc.). In diesen Kontaktlinsen ist Hyaluronsäure im Material integriert. Hyaluron ist eine stark Feuchtigkeit bindende Substanz. Während der Tragedauer wird Hyaluron in winzigen Mengen an das Auge abgegeben und soll die normale Tränenfunktion unterstützen. Ebenso eignen sich traditionellere Materialien wie Omafilcon (z. B. Proclear Compatibles) oder Hioxifilcon (z. B. Clear all-day). Zusätzlich gibt es Eintageslinsen mit „Wasserspeicher" aus Polyvinyl Alkohol (z. B. Focus Dailies Aqua Comfort Plus) oder Polyvinyl Pyrolidon (PVP).[149]

5.3 Auswahl des Kontaktlinsenmaterials

Das Linsenmaterial ist abhängig von der Intensität des Trockenen Auges auszuwählen. Ehrlich schlägt folgende Auswahl vor:[150]

- mild: Hydrogel (nicht ionisch)
- mild bis mittel: Silikon-Hydrogele
- mittel bis schwer: formstabile (limbal) Kontaktlinse
- schwer: Sclerallinse

---

[146] Vgl. o. V., Kontaktlinsenmaterialien für trockenes Auge), Stand: 22.4.09 (Internet).

[147] Vgl. Chalmers R. et al. Improving contact-lens related dryness symptoms with silicone hydrogel lenses, Optom Vis Sci, 2008, Vol. 85, No8, S. 778, zitiert nach Belyus, H., Strategien gegen Trockenheitsgefühl beim Tragen von Kontaktlinsen, Stand: 17.04.09 (Internet).

[148] Vgl. Belyus, H., Strategien gegen Trockenheitsgefühl beim Tragen von Kontaktlinsen, Stand: 17.04.09 (Internet).

[149] Vgl. Baertschi, M., Trockene Augen und Kontaktlinse in der täglichen Optometrie-Praxis, 2006, S. 7.

[150] Vgl. Ehrlich, D. P., Therapeutic contact lenses, o. J., S. 24, zitiert nach Esmaeelpour, M., Mythos „Trockenes Auge", 2007, S. 5.

5.4 Ablagerungen auf Kontaktlinsen

Laut Baron ist die Sauerstoffdurchlässigkeit (bei harten Kontaktlinsen) und Wasserdurchläs-
sigkeit (bei weichen Kontaktlinsen) durch Ablagerungen an dieser Stelle eingeschränkt.
Außerdem ist die Benetzung an der Stelle der Ablagerungen herabgesetzt, was zu einem Tro-
ckenheits- bzw. Fremdkörpergefühl führen kann.[151] Da die verstärkte Verdunstung des
Tränenfilms und ein verringerter Tränenfluss einen Aufbau von Linsenablagerungen und me-
tabolischen Rückständen begünstigt, sollte darauf beim Vorliegen eines Trockenen Auges
besonders geachtet werden.[152] Die optimale Reinigung der Kontaktlinsen ist deshalb bei Vorliegen eines Trockenen Auges besonders wichtig.

5.5 Kontaktlinsenpflegemittel bei Trockenem Auge

Konservierungsstoffe haben in Pflegesystemen die Aufgabe, die Kontaktlinsen zu desinfizie-
ren. Allerdings können sie die Symptome des Trockenen Auges hervorrufen bzw.
verstärken.[153] Deshalb sollten die Kontaktlinsenpflegemittel frei von Konservierungsstoffen
sein, um auch nur geringe Toxitäten und allergische Reaktionen zu vermeiden.[154] Angewen-
det werden können Hygienesysteme, die Wasserstoffperoxid (3%) als Desinfektionslösung
enthalten. Die Kontaktlinsen werden dabei nach der Neutralisation aus der unkonservierten
isotonen Lösung aufgesetzt. Der Tragekomfort kann erhöht werden, wenn Hygienesysteme
verwendet werden, die ein Cellulosepolymer zur Optimierung der Benetzung enthalten.[155]
Unterstützt werden sollte die Desinfektion durch die manuelle Oberflächenreinigung und die
wöchentliche Proteinentfernung.

5.6 Tragezeiten

Die Reduzierung der Tragezeit kann eine weitere Möglichkeit sein, Kontaktlinsen trotz eines
marginal Trockenen Auges zu tragen. Dabei gibt es zwei Möglichkeiten:[156]

- Reduktion der maximalen Tragezeit
- Aufteilung der Tragezeit in zwei Hälften

---

[151] Vgl. Baron, H., Ebel, J., Kontaktlinsen, Band 2, 2008, S. 390.
[152] Vgl. Belyus, H., Strategien gegen Trockenheitsgefühl beim Tragen von Kontaktlinsen, Stand: 17.04.09 (Internet).
[153] Vgl. Scholtz, S., Kontaktlinsenanpassung und das Trockene Auge, Stand: 22.04.09 (Internet).
[154] o. V., Kontaktlinsen und trockene Augen, Stand: 22.4.09 (Internet).
[155] Vgl. Scholtz, S., Kontaktlinsenanpassung und das Trockene Auge, Stand: 22.4.09 (Internet).

Laut Scholtz ist das Aufteilen der Tragezeit in zwei Hälften die effektivere Möglichkeit. Während der Pause werden die Kontaktlinsen in Desinfektions- bzw. Aufbewahrungsflüssigkeit gelagert. In dieser Zeit werden weiche, wasserhaltige Kontaktlinsen wieder „voll hydratisiert und formstabile Kontaktlinsen wieder besser benetzbar gemacht."[157] Durch die zwischenzeitliche Kontaktlinsenpflege sind die Kontaktlinsen für die nächste Tragedauer optimal vorbereitet.

5.7 Lidschlagverhalten

Am Tag erfolgen normalerweise ca. 13.500 spontane Lidschlussbewegungen.[158] Es wurde jedoch festgestellt, dass sich das Lidschlagverhalten bei Belastung (Bildschirmtätigkeit, Lesen, etc.) verändert.[159] Bei Trägern von formstabilen Kontaktlinsen können die Lidschläge zu selten sein. Bei wasserhaltigen Kontaktlinsen sind oft unvollständige Lidschläge zu beobachten.[160] Eine vollständige Benetzung der Augenoberfläche wird verhindert und Trockenheitssymptome treten auf. Ein Teil der Probleme kann durch bewusst durchgeführte Lidschläge gelindert oder sogar behoben werden.[161]

5.8 Lidhygiene

Mithilfe von speziellen Lidreinigungstüchern und Flüssigkeiten können verstopfte Drüsenausführgänge geöffnet und Lidverkrustungen entfernt werden. Außerdem können durch das Trockene Auge hervorgerufene Lidrandentzündungen gemildert werden.[162]

5.9 Ernährung

In Studien wurden festgestellt, dass Omega-3-Fettsäuren, die sich in großen Mengen in Fisch befinden, möglicherweise zu einer Qualitätsverbesserung des Tränenfilms beitragen.[163] Außerdem gibt es spezielle Nahrungsergänzungsmittel (z. B. Ocuvite®, TheraTears Nutrition®) zur diätischen Behandlung von Trockenem Auge, die neben Omega-3-Fettsäuren auch erhöhte Gehalte am Spurenelement Zink und an den Vitaminen C, E, B6 und B12 enthalten. Diese

---

[156] Vgl. Ebd., Stand: 22.4.09, (Internet)
[157] Vgl. Scholtz, S., Kontaktlinsenanpassung und das Trockene Auge, Stand: 22.4.09 (Internet).
[158] Vgl. Kaercher, Thomas, Trockenes Auge und Bildschirmarbeitsplatz, 2007, S. 5.
[159] Ebd., S. 5
[160] Vgl. Scholtz, S., Kontaktlinsenanpassung und das Trockene Auge, Stand: 22.4.09 (Internet).
[161] Vgl. Ebd., Stand: 22.4.09 (Internet)
[162] Vgl. Baertschi, M., Trockene Augen und Kontaktlinse in der täglichen Optometrie-Praxis, 2006, S. 7.
[163] o. V., Trockene Augen: Schutz durch richtige Ernährung, Stand: 20.04.09 (Internet).

Präparate wirken gegen die Ursache, die zu einer Erhöhung der Osmolarität des Tränenfilms führt.[164] Eine Steigerung des täglichen Wasserkonsums auf zwei Liter bei gleichzeitigem Verzicht auf koffeinhaltige oder andere entwässernde Getränke zeigte auch positive Effekte bei Patienten mit Trockenem Auge.[165]

5.10 Flussdiagramm für die Anpassung von Kontaktlinsen bei Trockenem Auge

Die Abbildung 3 zeigt komprimiert wie bei der Anpassung von Kontaktlinsen bei anfänglich Trockenem Auge vorgegangen werden kann.

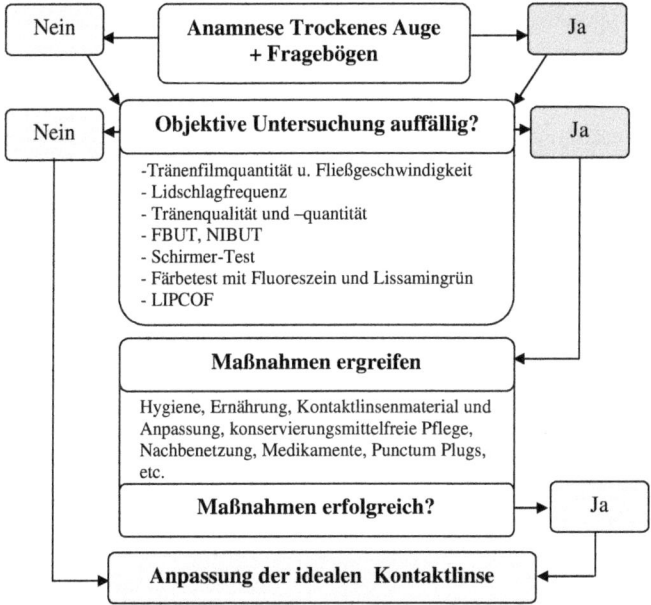

Abbildung 3: Flussdiagramm Kontaktlinsenanpassung bei anfänglich Trockenem Auge[166]

---

[164] Vgl. Gilbard, J., Trockenes Auge – Anamnese, Diagnose und Behandlung, 2004, S. 9.

[165] Vgl. Smith, J., Complemetary and Alternative Medicine to Treat Dry Eye Disease, Thieme, 2006, zitiert nach o. V., Kontaktlinsen und trockene Augen, Stand: 22.04.09 (Internet).

[166] Baertschi, M., Wirksame Kontaktlinsenmaterialien, 2006, o. S.

6 Resümee

Ziel der Arbeit war es, das Krankheitsbild des Trockenen Auges zu beschreiben und aufzuzeigen, inwiefern eine Kontaktlinsenversorgung bei Trockenem Auge möglich ist. Hierzu wurden zum besseren Verständnis die Entstehungsmechanismen des Trockenen Auges durch das Kontaktlinsentragen und verschiedene Diagnoseverfahren beschrieben. Es wurden Therapieansätze aufgezeigt und erläutert, was bei der Anpassung von weichen und formstabilen Kontaktlinsen beachtet werden sollte. Außerdem wurden geeignete Kontaktlinsenmaterialien genannt und weitere Maßnahmen erläutert, die das Kontaktlinsentragen trotz eines Trockenen Auges möglich machen.

Die Überlegungen zu der Versorgung des Trockenen Auges mit Kontaktlinsen haben gezeigt, dass ein Trockenes Auge prinzipiell keinen Ausschlussgrund zur Anpassung von Kontaktlinsen darstellt. Es sollten jedoch die in der Arbeit beschriebenen Besonderheiten bei der Kontaktlinsenanpassung berücksichtigt werden. Es ist außerdem deutlich geworden, dass die Versorgung des Trockenen Auges mit Kontaktlinsen weitere Maßnahmen, wie das Benutzen von konservierungsmittelfreien Pflegemitteln, Einhaltung von verkürzter Tragezeit, Lidschlagverhalten, Lidhygiene und bestimmte Ernährung nach sich ziehen sollte.

Literaturverzeichnis

Ahr, Elisabeth, Augenoptikermeisterin der Universitätsklinik Ulm, Information über Versorgung des Trockenes Auges mit Kontaktlinsen, 10.04.2009.

Baron, Heinz, Ebel, Joachim, Kontaktlinsen, Band 1, Optische Fachveröffentlichung, 2008.

Baron, Heinz, Ebel, Joachim, Kontaktlinsen, Band 2, Optische Fachveröffentlichung, 2008.

Bärtschi, Michael, Trockene Augen in der täglichen Optometrie-Praxis, in „Die Kontaktlinse", 02/2006.

Bärtschi, Michael, Wirksame Kontaktlinsenmaterialien bei trockenen Augen, Vortrag BVA-Kontaktlinsenkongress, Wiesbaden, 2006.

Belyus, Harald, Strategien gegen Trockenheitsgefühl beim Tragen von Kontaktlinsen, Optikum - unabhängiges Augenpanorama, http://www.optiker.at/fachbereich/modules.php?name=News&file=article&sid=795, Stand: 17.04.09.

Bischoff, Gudrun, Das Trockene Auge, http://www.trockene-augen.de/html/ursachen.html, Stand: 16.04.09.

Böhme, Gerald, Trockenes Auge – nicht länger ein Tabu für Kontaktlinsen vom Augenarzt, http://www.augeninfo.de/presse/0605kl/0605_trockenes_auge.pdf, Stand: 20.04.2009.

Brewitt Horst, Das Trockene Auge – Klinik, Diagnose und Therapie, in Ophthalmologische Nachrichten, Kongressausgabe, Biermann Verlag GmbH, 2007.

Brewitt, Horst, Kaercher, Thomas, Rüfer, Florian, Trockenes Auge und Blepharitis, in Klin. Monatsbl. f. Augenheilkd., 2008.

Esmaeelpour, Marie, Mythos „Trockenes Auge", in „Die Kontaktlinse" 06/2007.

Forst, Günter, Grundlagen der Kontaktlinsenanpassung, Verlag Optische Fachveröffentlichung GmbH, Heidelberg, 1993.

Gilbard, Jeffrey, Trockenes Auge – Anamnese, Diagnose und Behandlung, in „Die Kontaktlinse", 10/2004.

Hennig, Daniela, Maximaler Tragekomfort – minimale Ausstiegsquote, Infoblatt Galifa Kontaktlinsen, 2008.

Kaercher, Thomas, Trockenes Auge und Bildschirmarbeitsplatz, in Ophthalmologische Nachrichten, Kongressausgabe, Biermann Verlag GmbH, 2007.

Kaercher, Thomas, Trockenes Auge – nicht länger ein Tabu für Kontaktlinsen vom Augenarzt, http://www.augeninfo.de/presse/0605kl/0605_trockenes_auge.pdf, Stand: 20.04.2009.

Kampik, Anselm, Grehn, Franz, Augenärztliche Rehabilitation Thieme –Verlag, 2005.

Kanski, Jack, Klinische Ophthalmologie, 6. Auflage, Elsevier GmbH, 2008.

Künzel, Peter, Die Behandlung des kontaktlinsenbedingten Trockenen Auges, in „Die Kontaktlinse" 10/2008.

Lang, Gerhard, Augenheilkunde: Verstehen - Lernen – Anwenden, 4. Auflage, Thieme Verlag, 2004.

Lemp, Michael et al., Bericht des International Dry Eye Workshops (DEWS), 2007.

Messmer, Elisabeth, Neue Therapieoptionen beim Trockenem Auge, in Bericht über den 222. Freiburger Augenärzteabend, http://www.pharmazeutische-zeitung.de/index.php?id=5585, Stand: 30.04.2009.

o.v., Anpassung von Kontaktlinsen bei Trockenem Auge, Informationsblatt, Hecht-Kontaktlinsen, 2009.

o. V., Kontaktlinsenmaterialien für Trockenes Auge, Optikum - unabhängiges Augenoptik-Panorama, http://www.optikum.at/134.htm, Stand: 22.04.09.

o. V., Kontaktlinsen und trockene Augen, Optikum - unabhängiges Augenoptik-Panorama, http://www.optikum.at/574.htm, Stand: 22.4.09.

o. V., Prinzip des Tearscope plus, http://www.badc.de/index.php?option=com_content&task=view&id=79&Itemid=113, Stand: 24.04.2009.

o. V., Trockene Augen, http://www.trockene-augen.de/, Stand: 25.04.2009.

o. V., Trockene Augen: Schutz durch richtige Ernährung, in Gesundheit aktuell, http://www.netdoktor.at/nachrichten/?id=115566, Stand: 20.04.09.

Osborn, Kathrine, Veys, Jane, Eine neue Silikonhydrogellinse für kontaktlinsenbedingte Trockenheitssymptome, in Deutsche Optiker Zeitung, 2/2006.

Sachsenweger, Matthias, Rote und trockene Augen, Berlin, Verlag Gesundheit, 1999.

Scholtz, Sybille, Kontaktlinsenanpassung und das trockene Auge, Optikum - unabhängiges Augenoptik-Panorama, http://www.optikum.at/modules.php?name=News&file=article&sid=137, Stand: 22.4.09.

Wedrich, Andreas, Schmut, Otto, Rabensteiner, Dieter, Trockenes Auge, Verlagshaus der Ärzte, 2009.

Wolf, Elke, Sicca-Syndrom: Das Auge sieht rot, in Pharmazeutische Zeitung online, http://www.pharmazeutische-zeitung.de/index.php?id=5585, Stand: 22.4.09.